AF402157

DE NOS

INSTITUTIONS D'HYGIÈNE PUBLIQUE

ET DE LA

NÉCESSITÉ DE LES RÉFORMER

PAR

LE Dr ARMAINGAUD

Professeur du Cours municipal d'hygiène de Bordeaux
Membre de la Société de Médecine et de Chirurgie de Bordeaux
Membre de la Société d'Anthropologie de Paris

Précédé d'une lettre

DE M. LITTRÉ

Membre de l'Institut et de l'Académie de Médecine
Député à l'Assemblée nationale

Deuxième édition

PARIS

Adrien DELAHAYE, LIBRAIRE-ÉDITEUR

place de l'École-de-Médecine

1874

DE NOS
INSTITUTIONS D'HYGIÈNE PUBLIQUE

ET DE LA

NÉCESSITÉ DE LES RÉFORMER

PAR

LE Dr ARMAINGAUD

Professeur du Cours municipal d'hygiène de Bordeaux
Membre de la Société de Médecine et de Chirurgie de Bordeaux
Membre de la Société d'Anthropologie de Paris

Précédé d'une lettre

DE M. LITTRÉ

Membre de l'Institut et de l'Académie de Médecine
Député à l'Assemblée nationale

Deuxième édition

PARIS

ADRIEN DELAHAYE, LIBRAIRE-ÉDITEUR

place de l'École-de-Médecine

1874

Paris, 23 juin 1873.

Cher Monsieur Armaingaud,

Votre travail, que vous m'avez communiqué, a mon complet assentiment. Vous avez bien voulu citer de moi quelques lignes écrites il y a plusieurs années, où je recommande la création d'un *Ministère de la Santé publique.* Je n'ai point changé d'avis. Aussi suis-je singulièrement satisfait de voir un homme éclairé, avide de bien faire, soucieux de l'intérêt social, soumettre à une critique générale notre système d'hygiène publique, et indiquer la voie et l'ordre des améliorations. Plus jeune, j'aurais aimé à faire ce que vous faites; vieux et hors de cause, je vous encourage dans votre œuvre. Persévérez, Monsieur, avec constance dans votre projet de réformer notre hygiène publique. On n'obtient rien qu'avec des efforts répétés.

> Travaillez, prenez de la peine,
> C'est le fonds qui manque le moins.

Ce que le fabuliste a dit du champ du laboureur doit se dire aussi du champ que vous entreprenez de cultiver.

E. Littré.

DE

NOS INSTITUTIONS D'HYGIÈNE PUBLIQUE

ET DE LA

NÉCESSITÉ DE LES RÉFORMER

Lecture faite à la Société de Médecine et de Chirurgie

DE BORDEAUX

MESSIEURS,

Sous le coup des terribles désastres qui ont si profondément troublé notre vie nationale, sans pourtant nous abattre, un énergique mouvement de régénération s'est manifesté dans tout le pays.

Tous les esprits élevés, tous les cœurs patriotes, tous les hommes de bonne volonté recherchent, avec un zèle ardent, les causes profondes de nos malheurs, le secret de nos chutes et les moyens de nous relever de l'abaissement où nous étions tombés. Chacun, se plaçant au point de vue qui lui est propre, et envisageant exclusivement telle ou telle face de la question si précipitamment posée par les événements, a montré du doigt la plaie qu'il fallait guérir. Mais, tout en reconnaissant que d'utiles indications pour notre régénération nous sont venues de bien des côtés différents, tout en remarquant que les chefs

1.

militaires, les publicistes, les orateurs, les hommes
d'État, apportent chaque jour leur contingent d'efforts à
l'œuvre commune, je crois que les hommes voués aux
découvertes de la science, à leur enseignement et à leur
diffusion, ont, plus que tous les autres, mis le doigt sur
le mal et sur le remède, en disant que ce qui manque le
plus à la société française, et ce qu'il importe le plus de
lui inculquer, c'est l'*esprit scientifique,* également ennemi
des fausses terreurs et des folles espérances, et la claire
notion de la nécessité, de jour en jour plus évidente,
d'appliquer la méthode expérimentale jusque dans l'ordre
social et moral le plus élevé.

Dans la première session de l'*Association française pour
l'avancement des sciences,* M. de Quatrefages a exprimé la
même pensée dans un langage éloquent, que vous avez
couvert de vos chaleureux applaudissements. Mais je
tiens surtout à vous rappeler le passage de son discours
où il exprime le regret de voir les administrateurs faire
trop rarement appel aux lumières de la science, parce
que ses belles paroles viennent complètement à l'appui
de la revendication que je viens faire devant vous au nom
des intérêts de la santé publique et de la prospérité physique de la nation. « L'agriculteur, l'industriel, l'officier,
nous a-t-il dit, ne peuvent posséder toutes les sciences
dont le concours leur est nécessaire. Ils ne sauraient
résoudre à eux seuls tous les problèmes que leur impose
leur art. Il est essentiel qu'ils sachent le reconnaître et
qu'ils ne craignent pas d'en appeler aux hommes
spéciaux, aux hommes de science, en leur indiquant la
solution désirée. Presque toujours ils répondront, comme
ils le firent lorsqu'en moins d'un mois ils fournirent aux
bataillons de notre première République la poudre qui
manquait.

» Telle est aussi la conduite que je voudrais voir tenir par nos législateurs, par nos administrateurs, par tous ceux qui ont en main nos destinées sociales et qui font les affaires de la nation. Eux aussi se trouvent à chaque instant en face de questions très scientifiques au fond. S'ils consultaient plus souvent les savants, ils économiseraient bien des ressources jusqu'ici gaspillées; ils utiliseraient bien des forces vives qui s'égarent et s'amortissent par leur faute. En parlant ainsi, je n'incrimine pas les intentions, mais j'accuse hautement l'absence de notions scientifiques. Seules elles permettent d'apercevoir, tantôt le mal à éviter, tantôt le bien à faire. Or, comment chercher à résoudre des problèmes dont on ne soupçonne même pas l'existence? »

Eh bien! Messieurs, cette revendication si opportune en faveur de l'intervention de la science en général, je voudrais aujourd'hui, en quelques mots, la faire devant vous, en faveur de cette branche des sciences médicales qui a pour but l'amélioration des conditions essentielles de la vie humaine par l'application *administrative* des règles de l'hygiène et de la salubrité publiques.

En effet, je n'aurai pas de peine à vous le démontrer, l'organisation de nos institutions d'hygiène publique et administrative n'est nullement en rapport avec l'état avancé de la médecine préventive et avec les exigences croissantes de la civilisation moderne; et sous ce rapport, comme sous bien d'autres, nous nous sommes laissé devancer par les nations voisines.

Depuis bien des années déjà, des réclamations souvent réitérées se sont fait entendre au milieu des Corps savants; l'insuffisance complète des institutions destinées à protéger la santé publique a été surabondamment mise en évidence, et les grandes illustrations de la science médicale ont signalé aux gouvernements les vices fondamentaux de l'organisation actuelle, à savoir : l'incohérence et l'irresponsabilité; mais leur voix n'a pas été écoutée.

Aujourd'hui le moment est venu de renouveler ces réclamations avec plus d'énergie encore, car jamais l'intérêt personnel de chacun de nous et l'intérêt commun de la patrie française ne se sont montrés dans une plus étroite solidarité : l'intérêt personnel qui, se confondant ici avec l'instinct de la conservation, veut que chacun de nous veille sur sa santé et sur la santé des siens, et l'intérêt général de la nation qui, après les épreuves terribles qui nous ont violemment séparés de près de deux millions de nos compatriotes, nous commande de conserver le plus grand nombre d'hommes possible pour la défense du pays, et exige plus que jamais la sérieuse application du savoir humain à la conservation, à l'amélioration et à l'accroissement de la population française. Or, vous ne l'ignorez pas, Messieurs, non seulement nous sommes, parmi les grandes nations européennes, celle dont la population s'accroît le plus lentement, mais encore notre population est en voie de décroissance.

L'accroissement de la population résulte de l'excédant des naissances sur les décès. Or, en France, cet excédant va sans cesse en diminuant d'année en année, depuis trente ans, tandis que, dans les pays voisins, cet excédant va sans cesse en augmentant. Et la différence à notre désavantage est telle, que si le mouvement reste ce qu'il est aujourd'hui dans chaque nation, la population de l'*Angleterre* sera doublée dans cinquante ans environ; celle de la *Prusse* dans quarante-deux ans, et celle de la *France* dans *cent quatre-vingts ans* seulement.

Ce qui revient à dire que, dans cinquante ans, la

population de l'Angleterre sera de cinquante-deux millions d'habitants ; que celle de l'Allemagne se sera élevée à plus de soixante-dix millions, tandis que dans le même moment la France comptera quarante-cinq millions d'habitants.

On peut entrevoir, d'après ces chiffres, toute l'étendue du mal dont nous sommes atteints, et la périlleuse situation dans laquelle il nous place. Or, on ne peut espérer d'atténuer les lamentables effets de cette tendance du mouvement de notre population, qu'en agissant à la fois sur les deux principaux facteurs qui le produisent, à savoir, la *natalité* qu'il faut augmenter, et la *mortalité* qu'il faut diminuer. En dehors d'une bonne loi militaire (qui est encore à faire, car la nouvelle loi ne tient que fort peu de compte des importantes révélations de la démographie), nous ne pouvons agir que très indirectement sur la natalité. Mais sur la *mortalité*, nous pouvons, au contraire, exercer une action directe par une organisation plus efficace de l'hygiène publique. Et ç'est cette considération qui m'a déterminé à vous soumettre quelques observations sur nos institutions d'hygyène publique. Dans une des premières séances de l'*Académie des Sciences* qui suivirent le premier siége de Paris, M. Henri Sainte-Claire Deville déclarait avec raison qu'il fallait chercher la cause de nos désastres dans notre infériorité scientifique, et « dans le régime qui nous écrase depuis quatre-vingts ans, régime qui subordonne les hommes de la science aux hommes de la politique et de l'administration ; régime qui fait traiter les affaires de la science, leur propagation, leur enseignement et leur application, par des corps ou des bureaux où manque la compétence, et par suite l'amour du progrès. » Ces paroles sont pleinement applicables à nos institutions d'hygiène, et les vices de notre organisation sont tellement évidents, et ils tiennent si étroitement à l'oubli des principes les plus élémentaires d'une bonne administration publique, qu'on peut les exposer en bien peu de mots.

La surveillance et la protection de la santé publique sont placées entre les mains de l'autorité administrative d'une part, et des Conseils d'hygiène et de salubrité publiques d'autre part (¹). Les Conseils d'hygiène indiquent les mesures à prendre, et l'Administration les réalise par des décrets et règlements sanitaires.

Ces Conseils sont de trois ordres :

Commissions cantonales,

Conseils d'hygiène d'arrondissements,

Conseils d'hygiène départementaux.

Enfin, cette organisation est complétée par l'établissement auprès du ministre de l'agriculture et du commerce d'un *Comité central consultatif d'hygiène publique,* auquel viennent aboutir tous les travaux des Comités locaux, et qui a pour mission d'éclairer l'autorité dans les questions sanitaires, *lorsqu'elle réclame ses lumières.*

Je n'ai pas à m'occuper des Conseils de canton et d'arrondissement, car ils n'existent que de nom, pour la plupart; en réalité ils ne fonctionnent pas.

Les *Conseils départementaux d'hygiène publique* et le *Comité central* siégeant à Paris ont seuls une existence réelle.

Leur premier défaut, c'est qu'ils manquent des garanties suffisantes d'indépendance vis-à-vis du pouvoir, puisque leurs membres sont désignés par le préfet ou par le ministre, au lieu d'être nommés à l'élection par les corps compétents. N'est-il pas évident, en effet, que ni les

(¹) Voir l'excellent *Dictionnaire d'hygiène publique* du professeur Tardieu, t. I, p. 575, 2ᵉ édition, 1862.

préfets ni le ministre n'ont la compétence nécessaire pour décider quels sont les quinze ou vingt médecins, pharmaciens, vétérinaires, architectes, ingénieurs, du département ou de la capitale, qui sont le plus aptes à éclairer l'autorité sur la solution des questions qui intéressent la santé publique?

Il est donc absolument nécessaire de modifier profondément le mode de recrutement de ces Conseils, et je crois être ici l'écho de l'opinion publique médicale en demandant que les médecins membres du Conseil d'hygiène soient désormais désignés par le suffrage des médecins et des Sociétés et Académies de Médecine.

Ce mode de nomination a d'ailleurs été réclamé dès le début de l'organisation actuelle. Royer-Collard, dans son projet d'organisation de l'hygiène publique, adressé au ministre des travaux publics en 1848, s'exprime ainsi : « Pour ce qui est du mode de nomination des membres des Conseils, il nous a paru juste de décider que les médecins, pharmaciens et vétérinaires seront élus par leurs confrères, réunis en un seul corps d'électeurs. » Le ministre du commerce, M. Thouret, adopta pleinement les dispositions libérales de ce projet; mais le Conseil d'État se refusa à les admettre, et fit décider que les membres des Conseils seraient nommés par les préfets, au grand regret du ministre, qui, dans son *Rapport au Président du Conseil des ministres* (18 octobre 1848), exprime nettement sa pensée sur ce point : « Je regrette vivement, dit-il, que, malgré l'insistance de mon ministère, le Conseil d'État n'ait pas cru pouvoir admettre le système d'organisation adopté par le Comité d'hygiène. Je crains qu'en supprimant le principe de l'élection on n'ait enlevé à l'institution des Conseils de salubrité un des principaux éléments de force et d'activité. »

Mais un défaut bien plus grave encore consiste en ce que ces Conseils manquent *absolument de toute initiative* en dehors des séances réglementaires ; ils ne peuvent se réunir que sur la convocation du préfet, qui est président de droit. En sorte que, quel que soit l'état de la santé publique, les Conseils n'ont pas le droit de se saisir des questions d'hygiène qu'ils jugeraient à prepos d'examiner dans l'intérêt de la salubrité.

Ce droit d'initiative était inscrit dans le projet primitif de Royer-Collard : « Le droit d'initiative est incontestable, nous l'avons inscrit partout aussi clairement qu'il nous a été possible ; il en est de même du droit d'avertir l'autorité et de la tenir en éveil sur tous les faits qui peuvent intéresser la santé publique (¹) ; » mais le droit d'initiative fut repoussé par le Conseil d'État, au même titre que le droit d'élection.

On pourrait croire que le *Comité central consultatif* de Paris, en considération de la valeur exceptionnelle et de la haute notoriété scientifique de ses membres, jouit d'une indépendance et d'une autonomie plus grandes ; il n'en est rien. Je me bornerai à citer un fait caractéristique qui donnera une idée exacte de sa complète subordination : depuis plusieurs années et à plusieurs reprises, le Comité central d'hygiène, comprenant dans son sein des hommes tels que MM. Ambroise Tardieu, Würtz, Bussy, Bouley, Gavarret, Bergeron, Fauvel, etc., presque tous membres de l'Institut ou de l'Académie de Médecine, avait exprimé le vœu que l'Administration autorisât la publication de ses travaux. Or, cette autorisation a été constamment refusée jusqu'à la chute du gouvernement impérial, et il a fallu qu'une révolution, amenée par des

(¹) *Recueil des travaux du Comité consultatif d'hygiène publique de Paris,* t. I, p. 87, chez J.-B. Baillière.

malheurs sans précédents, vînt renverser une dynastie, pour que cette publication fût rendue possible; de même qu'en 1848 il avait fallu qu'une monarchie fît place à la République, pour que l'on songeât à s'occuper de l'organisation sérieuse des Conseils d'hygiène.

Enfin, Messieurs, quand les Conseils d'hygiène, après avoir été saisis d'une question par le préfet, et après l'avoir laborieusement étudiée et mûrement discutée, sont arrivés à des conclusions pratiques et proposent une solution, l'autorité administrative n'est nullement obligée de tenir compte de ces conclusions. Elle peut parfaitement passer outre, et prendre les mesures les plus opposées à celles qui lui sont signalées par les corps compétents qu'elle a bien voulu consulter. En un mot, lorsqu'il s'agit de prendre des mesures qui intéressent directement la santé des populations, et dont la solution bonne ou mauvaise est souvent une question de vie ou de mort pour des milliers d'êtres humains, la science ou la compétence sont complètement subordonnées à la bureaucratie administrative (¹).

Et je peux vous citer un exemple très récent des conséquences lamentables que peut entraîner cette absence complète d'autorité effective des corps savants. En 1864, il s'agissait à Paris de construire un nouvel Hôtel-Dieu. L'Administration parisienne fit donc établir un projet de construction; mais bientôt la *Société de Chirurgie* de Paris, justement émue des défectuosités du plan proposé, prit l'initiative d'une opposition très nette et très ferme. L'Administration préfectorale, inquiétée par ces réclamations, consulta alors, par pure formalité, une Commission de dix-huit médecins choisis par elle. Or, cette Commis-

---

(¹) Voir l'éloquente revendication du Dr Lorain, *Revue des cours scientifiques*, 1870, pages 710 et suivantes.

sion de médecins, après avoir attentivement examiné ce projet et l'avoir sérieusement discuté, déclara formellement qu'il était entaché de vices radicaux ; elle signala les dangers auxquels on exposait les malades en les accumulant dans un espace trop restreint, dans des bâtiments mal aménagés, au centre même de la cité. Sa conclusion fut que le plan proposé était absolument irréalisable et contraire aux règles les plus élémentaires de l'hygiène hospitalière. Enfin, le professeur Verneuil, dans le sein de la Société des médecins et chirurgiens des hôpitaux, résumait en ces termes l'opinion générale : « Si l'on tient compte de nos vœux, tant mieux ; s'ils sont négligés, au moins ne sera-t-il pas dit que nous n'avons pas protesté en plein dix-neuvième siècle contre l'esprit de routine qui voudrait nous faire des hôpitaux aussi meurtriers que ceux que l'on construisait il y a trois siècles. » Mais l'Administration ne tint aucun compte de ces conseils, qu'elle n'avait demandés que pour donner une apparente satisfaction à l'opinion publique, et les constructions s'élevèrent avec rapidité.

Or aujourd'hui, après une dépense de plus de *quarante millions,* il est reconnu, par toutes les Sociétés savantes de Paris, que le nouvel Hôtel-Dieu ne peut servir comme hôpital, et quelle que soit la nouvelle destination qui sera donnée à cet immense édifice, on peut, sans exagération, évaluer à *quinze millions* la perte d'argent qui en résultera.

Et encore faut-il remarquer que les Parisiens doivent s'estimer fort heureux d'en être quittes moyennant un sacrifice pécuniaire de quinze millions, car si l'Empire ne se fût pas effondré, le prétendu Louvre de la misère serait aujourd'hui, pour la ville de Paris, un foyer d'infection, et, pour la population pauvre et souffrante, la plus meurtrière des habitations, où elle succomberait en masse, victime des maladies infectieuses et de toutes les conséquences de l'encombrement (¹).

Eh bien! Messieurs, n'est-il pas évident que si, dans les questions qui intéressent la santé publique, la médecine administrative avait une organisation sérieuse, si les Conseils d'hygiène avaient l'autorité nécessaire pour faire prévaloir leurs décisions, de pareilles fautes, disons le mot, de pareils crimes ne seraient pas possibles?

Et ne croyez pas, Messieurs, que cette coupable négligence des intérêts de la santé publique soit un fait isolé. Comme l'a très bien démontré M. Lorain (²), presque toutes les grandes questions d'hygiène publique sont traitées par l'Administration avec le même dédain des données de la science. La question des hôpitaux, l'enquête sur les causes de la mortalité des nourrissons, l'organisation des inspecteurs des épidémies, n'ont pas reçu de solutions plus satisfaisantes.

Je citerai encore, comme exemple frappant de l'impuissance des Conseils d'hygiène à faire exécuter leurs prescriptions, quelques-uns des faits qui nous sont révélés par le récent Rapport du Dr Levieux sur les causes d'insalubrité de la ville de Bordeaux.

Le *Conseil d'hygiène et de salubrité* du département de la Gironde, on peut le dire hautement, est, parmi les Conseils d'hygiène de France, un de ceux dont les travaux se recommandent le plus à l'attention publique, tant par les lumières et le zèle de ses membres que par l'importance et la variété des travaux qui lui incombent dans une ville de deux cent mille habitants. Aussi, à

(¹) Voir les articles de la *Gazette hebdomadaire de médecine et de chirurgie,* janvier 1872.

(²) *Revue des cours scientifiques,* 1870, pages 710 et suivantes.

plusieurs reprises, ce Conseil, et tout particulièrement son Président le Dr Levieux, ont-ils reçu un juste tribut d'éloges de la part des corps savants de la capitale, en raison des services exceptionnels qu'ils ont rendus. C'est vous dire, Messieurs, avec quelle déférence l'Administration devrait accueillir leurs avis, surtout lorsqu'elle les a demandés. Et cependant, si vous voulez me permettre de vous exposer sommairement quelques-unes des questions soulevées dans le Rapport du Dr Levieux, vous verrez ce corps savant se consumer en vains efforts, pendant de longues années, pour l'amélioration des conditions hygiéniques de la ville de Bordeaux; à tel point qu'il n'a fallu rien moins que l'avénement d'un gouvernement libéral pour que les prescriptions les plus urgentes fussent enfin prises en considération par une Administration municipale plus soucieuse des intérêts de la population.

ABATTOIR DE BORDEAUX. — Les abattoirs, vous le savez, Messieurs, sont rangés avec beaucoup de raison parmi les établissements insalubres de première classe : en conséquence, ils doivent être placés hors des villes, ou tout au moins à leur circonférence. Or, celui de la ville de Bordeaux se trouve très malheureusement placé, non seulement au milieu d'un quartier populeux, mais dans le centre d'établissements publics où sont appelés à séjourner, d'une manière constante, un grand nombre d'individus, tels sont : l'hospice des Vieillards, l'asile des Aliénées et le Petit-Séminaire.

Ce fatal voisinage était donc un motif sérieux pour activer la surveillance de cet établissement au point de vue sanitaire et pour améliorer son aménagement intérieur. Aussi le Conseil d'hygiène, après avoir maintes fois visité l'Abattoir, avait-il, à plusieurs reprises, nettement formulé les modifications urgentes qu'il jugeait nécessaire d'introduire dans le régime intérieur et dans l'installation de cet établissement.

Or, le Dr Levieux constate que jusqu'au jour où il rédige son Rapport, c'est-à-dire six ans après les délibérations du Conseil, aucune des mesures prescrites comme urgentes n'a été exécutée et qu'elles n'ont pas même reçu un commencement d'exécution (¹).

CIMETIÈRE DE BORDEAUX. — En 1862, le Conseil d'hygiène, consulté par le préfet sur l'état du cimetière de la Chartreuse, déclare que l'état d'insalubrité de ce vaste cimetière est tel, que la santé publique en est gravement compromise, que désormais la vente de nouvelles concessions perpétuelles doit être interdite, et qu'il est urgent de chercher immédiatement un local convenable pour l'installation d'un nouveau cimetière.

Depuis lors, neuf ans se sont écoulés, les concessions perpétuelles se sont continuées, et l'emplacement du nouveau cimetière n'est pas encore trouvé, malgré tous les efforts de l'Administration actuelle, l'Administration précédente s'étant fort peu préoccupée de cette recherche.

MARAIS. — En 1860, le Conseil indique à l'Administration les mesures à prendre pour activer le dessèchement des marais de Bordeaux, de Bruges et de Rivière, qui sont un foyer d'infection pour la ville de Bordeaux; il proclame l'urgence de ces travaux, et en 1871, c'est-à-dire onze ans après, l'œuvre d'assainissement est si loin d'être accomplie, que la partie la plus dangereuse, celle qui est la plus rapprochée de la ville, est encore à l'état de bourbier infect.

(¹) Depuis la publication de ce Rapport, l'Administration municipale de Bordeaux, à qui revient le mérite d'avoir provoqué cette sérieuse enquête du Conseil d'hygiène, a fait droit à ces justes réclamations, et, sur ce point comme sur les autres, les mesures conseillées sont déjà exécutées ou en voie d'exécution.

Je pourrais multiplier les citations, car sur presque toutes les questions de salubrité publique, les justes réclamations du Conseil ont été traitées avec le même sans-façon. Mais vous conviendrez, Messieurs, qu'une organisation qui rend possibles de pareilles négligences, et qui ne permet pas d'en faire retomber la responsabilité sur qui de droit, est au plus haut point défectueuse et demande de promptes réformes.

Je pense donc que vous n'hésiterez pas, Messieurs, à demander avec moi la réorganisation des *Conseils d'hygiène* sur les bases suivantes :

1º Élection des médecins membres du *Conseil d'hygiène* par les médecins de l'arrondissement;

2º Obligation pour l'Administration de consulter les Conseils sur toutes les questions qui intéressent la santé publique, et surtout obligation d'exécuter les mesures qu'ils ont prescrites (¹);

3º Droit d'initiative, droit de se réunir quand ils le jugeront à propos, de fixer leur ordre du jour, d'avertir l'autorité et de la tenir en éveil sur tous les faits qui peuvent intéresser la santé publique.

Tel est, Messieurs, le minimum des réformes qui doivent être demandées aujourd'hui. Mais, à mon avis, ces modifications, quelque avantageuses qu'elles soient, sont loin de répondre à tous les besoins. Lorsqu'elles seront établies, on n'aura fait, en réalité, qu'un premier pas dans la voie de la réorganisation.

Si, en effet, cessant de s'en tenir à envisager d'une manière générale les attributions des Conseils d'hygiène,

---

(¹) En cas de désaccord sérieux entre l'Administration et les *Conseils d'hygiène* départementaux, le *Comité central consultatif d'hygiène de Paris,* réuni à une Commission nommée par l'*Académie de Médecine* de Paris, pourrait être appelé à juger en appel.

on examine attentivement et avec détails quelques-unes des questions qu'ils sont appelés à résoudre, si surtout on considère les grandes questions d'hygiène publique et de démographie dont la solution s'impose dans notre état social si complexe, on arrive bien vite à cette conviction que des Conseils d'hygiène, même munis de l'initiative la plus large, de l'indépendance la plus entière, et de l'autorité la plus indiscutée, seraient impuissants à trouver la solution de ces vastes problèmes.

Il est dit, par exemple, dans le décret d'organisation de ces Conseils, qu'ils rassembleront et mettront en ordre tous les documents relatifs à la *mortalité*, à la *topographie*, à la *statistique médicale*, etc.

Or, n'est-il pas évident qu'une assemblée composée, en majeure partie, de médecins praticiens quotidiennement absorbés par leurs occupations professionnelles, n'est nullement organisée pour exécuter un travail de ce genre, qui exige avant tout l'unité de direction et la continuité dans l'effort?

Est-ce un Conseil d'hygiène qui pourra constater les causes de décès, dont la connaissance est d'un si haut intérêt pour la solution des problèmes démographiques, établir des tableaux statistiques d'une parfaite exactitude, où seront consignées les causes de mort suivant les âges, les sexes, les localités? Pourra-t-il davantage diriger les enquêtes nécessaires pour résoudre les grandes questions de la mortalité excessive des nourrissons, du degré de validité physique des nouvelles générations, du mouvement progressif ou rétrograde de la population, pour parcourir enfin ce vaste champ d'investigations que les beaux travaux du Dr Bertillon ont ouvert à notre activité; les enquêtes sur l'influence de l'état civil (mariage, célibat, etc.), sur la durée de la vie et sur la santé physique et morale; sur l'acclimatation dans les pays chauds et la colonisation, sur les ravages de l'alcoolisme, sur les causes générales, la genèse et la prophylaxie des grandes diathèses (tuberculose, cancer, scrofule, etc.) et d'un grand nombre d'affections chroniques et héréditaires; recherches qui certainement rentrent dans les attributions de la médecine publique et administrative, et qui ne peuvent être exécutées que par une Administration puissamment organisée? Car, comme l'enseigne depuis longtemps M. le professeur Bouchardat, dans ses cours de la Faculté de médecine de Paris, la recherche des causes et de la genèse de la phthisie pulmonaire et des autres grandes diathèses n'est pas un problème de médecine individuelle, c'est un véritable problème social et de la plus haute importance, pour la solution duquel le concours de la société tout entière est indispensable.

Pour résoudre ces vastes questions, une branche tout entière d'administration est à créer. Je n'ignore pas qu'au milieu du courant d'idées qui nous entraîne tous vers la décentralisation administrative, il semble que l'on commette un anachronisme en réclamant une intervention plus complète de l'État dans un ordre de questions jusqu'ici abandonnées, en grande partie, à l'initiative individuelle. Mais cette objection ne doit pas nous arrêter, car s'il est un ordre d'intérêts dont la gestion comporte et exige une organisation puissante et centralisée, ce sont certainement les intérêts sanitaires.

De tous les intérêts humains, aucun n'est en effet aussi absolument commun à tous les hommes réunis dans une même société; sur toutes les autres questions, les opinions et les aspirations sont divergentes; les points même les plus fondamentaux, tels que l'utilité de l'instruction pour le peuple, sont discutés par quelques-uns.

Mais il n'en est pas un seul, quelles que soient ses opinions politiques, sociales, religieuses, qui n'aspire à jouir d'une santé solide et d'une vie prolongée. Par conséquent, si la science possède réellement les moyens d'accroître la prospérité physique des populations et de prolonger la durée de la vie, et que ces moyens ne puissent être mis en œuvre que par une organisation administrative puissante et un nouvel ordre de fonctionnaires, il n'y a pas à hésiter : créons cette organisation et ce nouvel ordre de fonctionnaires, sauf à supprimer ou à réduire d'autres branches de l'administration qui seraient reconnues moins utiles.

Du reste, Messieurs, bien que je fusse profondément convaincu de la nécessité d'une pareille création, peut-être n'aurais-je pas osé prendre devant vous l'initiative de cette proposition, si je n'avais été précédé dans cette voie par d'illustres devanciers et par un grand nombre de savants, sur l'autorité desquels je ne négligerai pas de m'appuyer.

M. Michel Lévy, inspecteur du service de santé des armées et l'un de nos plus savants hygiénistes, énumérant les défectuosités du service de la médecine publique dans notre pays, s'exprime ainsi : « Les Conseils d'hygiène d'arrondissement existent à peine, les rapports de l'Académie prouvent l'insuffisance de là prophylaxie officielle, la répétition des mêmes épidémies dans les mêmes localités, etc. Et il en sera ainsi tant que la médecine, dénuée d'initiative, subordonnée partout à la bureaucratie administrative, n'aura pas sa place dans le cycle des autorités du pays (1). »

Et M. Littré, qui cite ces paroles, ajoute que non seu-

---

(1) Michel Lévy, *Traité d'hygiène*, t. II, p. 378, 5ᵉ édition.

lement il s’y associe, mais qu’il va plus loin : « Je me suis bien des fois demandé, dit-il (¹), comment il se faisait que dans les États civilisés il n’y eût pas un minis- tère spécial de la santé publique... Une telle idée me paraît assez mûre pour s’offrir à d’autres qu’à moi et pour attirer leur attention. Les grands ministères de la consommation et de la production, tels que les finances, l’agriculture, le commerce, l’industrie, les travaux publics, jouent dans le corps social le rôle des fonctions nutritives dans l’industrie. Celui de l’instruction publique, avec sa gestion des établissements consacrés aux lettres, aux arts, aux sciences, répond aux facultés supérieures de l’intelligence et de la moralité. Entre les deux est une lacune, à savoir : le soin du corps, l’entretien de la santé des populations, en un mot, l’ensemble de l’hygiène publique. La lacune était inaperçue tant que les popula- tions n’avaient pas souci d’elles-mêmes, tant que les Administrations ne savaient à qui s’adresser, tant que la médecine ne se voyait pas assez forte pour intervenir. Aujourd’hui, les trois conditions sont remplies; les populations veillent sur elles-mêmes, les Administrations s’empressent, et la médecine est devenue capable de diriger, de la façon la plus utile à l’individu et à l’État, ce grand mouvement de la maladie et de la santé, de vie et de mort qui amène à la lumière chaque génération, pour la coucher à son tour dans le tombeau après sa tâche accomplie. » Eh bien! Messieurs, cette idée émise par M. Littré, de la création d’un ministère d’hygiène publique, qui peut, au premier abord, paraître trop ambitieuse, et qui, selon moi, répond entièrement à la situation, cette idée est sur le point d’être réalisée par la

---

(¹) *Médecine et Médecins,* par E. Littré, membre de l’Institut, p. 284.

nation anglaise, qui est la nation pratique par excellence. Un projet de loi proposé au Parlement porte, en effet, les principales dispositions suivantes (1) :

L'autorité centrale préposée à l'administration des lois concernant la *santé publique* et l'*assistance* sera dévolue à un seul ministre, qui ajoutera à son titre ancien celui de *ministre de la santé et de l'assistance publiques*.

L'Angleterre sera divisée en circonscriptions sanitaires, ayant chacune leur autorité locale chargée de veiller sur la santé publique et sur tout ce qui concerne l'assainissement des localités.

Cette autorité locale aura sous ses ordres un certain nombre d'agents chargés de faire exécuter ses prescriptions (officiers sanitaires).

Ils seront subordonnés aux autorités sanitaires centrales. Enfin, leur indépendance est assurée vis-à-vis des autres administrations; ils dépendront uniquement du Conseil sanitaire du district et de la Direction sanitaire centrale.

Les attributions de ces officiers sanitaires seront fort étendues; elles comprendront les objets suivants :

1° Ils auront à signaler les causes locales préjudiciant à la santé publique dans leur district; en informer les autorités et suggérer les moyens d'y remédier;

2° Dénoncer les cas de maladies épidémiques, endémiques ou contagieuses et les causes locales propres à les propager, et adresser sur tous ces points un rapport au Conseil supérieur de santé;

3° Dire quelle est la qualité des eaux potables et en signaler les impuretés, ainsi que les causes qui peuvent altérer la pureté des eaux dans les réservoirs;

---

(1) *Revue scientifique,* 2ᵉ année, 2ᵉ série, nº 1, 1872.

4° Inspecter les denrées alimentaires : viande, poisson, lait, thé, mises en vente et en donner leur avis ;

5° Signaler les sources d'émanations mal odorantes ou nuisibles, industrielles ou autres, et l'infection de l'air par les égouts, réservoirs ou autres causes ;

6° Recueillir et rapporter chaque semaine les cas de maladies, en indiquer la nature et les suites ;

7° Présenter tous les trois mois ou annuellement un rapport et un tableau relativement aux maladies et à la mortalité du district, et fournir au Conseil du gouvernement local toutes indications et tous renseignements qu'il demanderait.

Vous le voyez, Messieurs, par ce court exposé du projet de loi, dont déjà plusieurs parties sont adoptées, l'Angleterre est entrée dans la voie des réformes sérieuses et des modifications profondes touchant l'administration de la médecine publique. Devons-nous la suivre dans cette voie, ou devons-nous, en dépit de nos bouleversements périodiques, toujours rester dans l'ornière de la routine?

Pour moi, Messieurs, la réponse n'est pas douteuse, et j'espère qu'elle ne le sera pas davantage pour vous.

J'aurais donc voulu faire avec vous une étude approfondie du projet de loi britannique, afin d'examiner jusqu'à quel point nous pourrions approprier à notre usage les principales dispositions qu'il contient, et les adapter à nos divisions administratives ; mais la lecture de ce travail sera mieux placée peut-être dans le cours de la discussion, et, ne voulant pas abuser plus longtemps de votre bienveillante attention, je me borne à demander que la discussion soit ouverte sur la nécessité de réorganiser nos institutions d'hygiène publique.

Bordeaux.—Imp. G. Gounouilhou, rue Guiraude, 11.

Bordeaux. — Imp. G. GOUNOUILHOU, rue Guiraude, 11.